DE

L'IMPLANTATION VÉLAMENTEUSE

DU CORDON OMBILICAL

Par E. HUGUES

DOCTEUR EN MÉDECINE

Chef-Interne de l'Hôpital de la Charité,
Ex-Interne des Hôpitaux civils de Marseille (Concours 1881),
Ancien Interne de la Maternité,
Ex-Externe des Hôpitaux (Concours 1878),
Lauréat de l'École de Médecine (Concours 1876-1877),

MONTPELLIER

TYPOGRAPHIE ET LITHOGRAPHIE BOEHM ET FILS

ÉDITEURS DU MONTPELLIER MÉDICAL, DE LA REVUE DES SCIENCES NATURELLES,
IMPRIMEURS DE LA GAZETTE HEBDOMADAIRE DES SCIENCES MÉDICALES

1884.

DE

L'IMPLANTATION VÉLAMENTEUSE

DU CORDON OMBILICAL

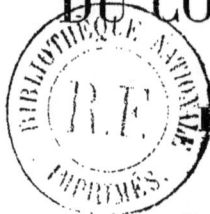

Par E. HUGUES

DOCTEUR EN MÉDECINE

Chef-Interne de l'Hôpital de la Charité,
Ex-Interne des Hôpitaux civils de Marseille (Concours 1881),
Ancien Interne de la Maternité,
Ex-Externe des Hôpitaux (Concours 1878),
Lauréat de l'École de Médecine (Concours 1876-1877),

MONTPELLIER

TYPOGRAPHIE ET LITHOGRAPHIE BOEHM ET FILS

ÉDITEURS DU MONTPELLIER MÉDICAL, DE LA REVUE DES SCIENCES NATURELLES.
IMPRIMEURS DE LA GAZETTE HEBDOMADAIRE DES SCIENCES MÉDICALES

1884.

A MON AÏEULE

A MON PÈRE

A MA MÈRE

A MES FRÈRES

A MA SŒUR

E. HUGUES.

A MON ONCLE

Monsieur D. HUGUES

Capitaine en retraite,

Chevalier de la Légion d'Honneur.

A MON AMI

Monsieur M. GEOFFROY

Docteur en Médecine.

E. HUGUES,

A MON PRÉSIDENT DE THÈSE

Monsieur le Professeur DUMAS

A MES MAITRES DANS LES HOPITAUX

MM. LES DOCTEURS

Chapplain, Villeneuve, Flavard, Poucel, Magail, Roux
de Brignolles, Bouisson, Villard, Girard, Coste.

A MES COLLÈGUES D'INTERNAT

E. HUGUES.

A MES AMIS

E. HUGUES.

INTRODUCTION.

Pendant notre Internat dans les hôpitaux et notre passage à la Maternité de Marseille, nous avons eu l'occasion d'observer un cas d'implantation vélamenteuse du cordon ombilical. Ce cas ne présentait rien de particulier ; la femme accoucha normalement, sans aucun accident, et ce ne fut qu'après la délivrance que nous nous aperçûmes que le cordon, au lieu de s'insérer au centre ou sur le bord du placenta, comme cela arrive généralement, s'insérait directement sur les membranes.

Nous consultâmes nos ouvrages classiques, et n'ayant trouvé dans ces derniers que quelques lignes consacrées à l'étude de cette anomalie anatomique, nous résolûmes de faire quelques recherches sur cette question, qui nous paraissait traitée bien incomplètement. Nous avions à notre disposition toutes les observations prises à la Maternité de Marseille depuis 1840 jusqu'en 1876, sous la direction de notre regretté Maître, M. le Dr Villeneuve ; nous pensâmes qu'il y avait là plus de matériaux qu'il n'en fallait pour étudier la question d'une façon à peu près complète, surtout en y joignant encore les observations prises à la même Maternité de 1876 à 1882, sous la direction de notre cher Maître, M. le Dr Magail.

Nous ne sommes pas arrivé au but que nous nous étions proposé d'atteindre, n'ayant pas été aussi heureux dans nos recherches bibliographiques que ce que nous avions pu l'espérer tout d'abord. Aussi n'avons-nous fait dans ce travail, que nous présentons aujourd'hui comme couronnement de nos études, que réunir tous les faits épars dans la science, toutes les opinions émises, pour les grouper en quelque sorte en un seul faisceau, persuadé que cela pouvait être de quelque utilité. Nous ignorons si nous avons même atteint ce but, mais nous sommes certain d'avoir fait tout notre possible pour le réaliser. Aussi nous appelons sur notre travail, quelque imparfait qu'il soit, la bienveillance de nos Maîtres et l'indulgence de nos Juges.

Nous serions taxé d'ingratitude si, dans l'occasion qui se présente, nous ne venions pas témoigner ici publiquement notre sincère reconnaissance pour tous les bons conseils que nos Maîtres ont bien voulu nous prodiguer dans tout le courant de nos études.

Merci à MM. les Drs Alezais et Pluyette, qui n'ont pas marchandé leur temps pour nous aider de leurs sages avis dans nos recherches bibliographiques.

Que tous mes Collègues d'Internat reçoivent ici le témoignage de notre bien grande amitié pour les bons rapports que nous avons toujours eus avec eux.

Nous avons divisé notre travail en deux parties.

Dans la première partie, après quelques brèves considérations sur l'Anatomie normale du cordon ombilical, nous consacrons un premier chapitre à l'Historique, que nous avons esquissé à longs traits, et un second chapitre à la Fréquence et à la Pathogénie de l'insertion vélamenteuse.

Dans la seconde partie, nous consacrons un long chapitre aux divers accidents qui peuvent résulter de ce genre d'implantation du cordon ; un deuxième chapitre au Diagnostic et au Pronostic, et nous terminons en disant quelques mots sur le Traitement.

DE

L'IMPLANTATION VÉLAMENTEUSE

DU CORDON OMBILICAL

PREMIÈRE PARTIE.

Considérations anatomiques sur le Cordon ombilical.

Le cordon ombilical (*funiculus umbilicalis*) est l'organe qui met en communication le fœtus et la mère pendant la vie intra-utérine. C'est en quelque sorte le trait d'union entre le placenta et l'embryon, et il est chargé d'apporter à ce dernier les principes reconstituants empruntés au sang de la mère.

Au début, le cordon n'existe pas ; jusqu'au vingtième jour après la fécondation, l'embryon n'a aucune connexion avec les villosités choriales, il en est séparé par une couche liquide ; mais, à la fin du troisième septénaire de la vie intra-utérine, apparaît la vésicule allantoïde ; celle-ci, après être sortie de la région ventrale de l'embryon, se développe rapidement et envoie des prolongements dans les villosités choriales.

A peine née, la vésicule allantoïde forme un pédicule (pédicule de la vésicule allantoïde) qui est aussitôt entouré par l'amnios ; les vaisseaux ombilicaux se développent, et dès lors le cordon

2

ombilical est constitué. D'abord très court et assez large, et en rapport avec l'intestin qui envoie une de ses anses dans son inté- rieur, le cordon, à mesure que les parois abdominales et l'om- bilic cutané se forment, s'allonge, devient moins volumineux, et à partir du troisième mois de la vie fœtale commence à se con- tourner en spirales.

A terme, le cordon ombilical représente une tige d'une lon- gueur moyenne de 45 à 60 centim., d'une couleur blanchâtre et d'un aspect lisse et poli. Il est, dans la grande majorité des cas, tordu sur lui-même de gauche à droite, rarement de droite à gauche, et on voit dans son épaisseur une longue traînée bleuâtre qui est due à la veine ombilicale gorgée de sang,

Il est constitué par deux artères et une veine (*vasa umbilicata*) entourées par une substance transparente, incolore et gélatineuse, appelée gélatine de Warthon, dans laquelle Renaut distingue un tissu muqueux proprement dit et un tissu périvasculaire ; par un tissu cellulaire très lâche et très perméable aux liquides, par l'ouraque et une gaîne formée par le prolongement du chorion et de l'amnios. Dans des cas excessivement rares, il existe deux veines et une seule artère ombilicale.

Les artères ombilicales sont un peu plus longues que le cordon lui-même; elles marchent côte à côte et décrivent une série de tours de spire autour de la veine : d'où l'aspect flexueux que présente le cordon après la délivrance.

Par l'une de ses extrémités, le cordon s'insère sur le fœtus, par l'autre sur le placenta.

L'insertion fœtale se fait sur la paroi abdominale antérieure, dans l'immense majorité des cas. On a observé cependant quel- ques cas dans lesquels l'insertion avait lieu sur le cou et sur la poitrine du fœtus. J. Cloquet a vu dans le musée particulier d'un savant, à Bruxelles, un cordon inséré sur le crâne. Ce sont des exceptions.

L'insertion placentaire n'est pas fixe. Tantôt elle se fait au centre même du placenta, ou tout au moins très près du centre : on la dit alors *centrale*. Tantôt elle a lieu près du bord placentaire : elle porte dans ce cas le nom de *marginale* ou en *raquette*.

D'autres fois, et ces cas sont les plus rares, le cordon, au lieu de toucher le placenta, pénètre entre les membranes de l'œuf, se continue avec elles à une distance plus ou moins éloignée du bord placentaire : on a alors l'insertion *vélamenteuse* en forme de fourche ou de patte d'oie.

Il existe donc trois genres d'insertions placentaires du cordon :

1° L'insertion centrale ;

2° L'insertion marginale ou en raquette ;

3° L'insertion vélamenteuse.

C'est cette dernière qui va faire exclusivement le sujet de notre travail.

CHAPITRE PREMIER.

APERÇU HISTORIQUE.

L'implantation vélamenteuse du cordon est une question étudiée depuis peu de temps, et bien peu nombreux sont les écrits qui ont été publiés sur cette anomalie anatomique.

Les ouvrages anciens n'en font pas mention. Hippocrate n'en parle pas, et il faut arriver jusqu'à la fin du xviii° siècle pour la voir étudiée pour la première fois. Avant 1778, quelques auteurs avaient bien publié des faits ayant quelque analogie avec ce genre d'implantation du cordon; tels sont ceux de Gravel [1], de Hertz [2] et de Cornelius van Solingen [3]. Mais ces observations

---

[1] De superfœtatione. Argentorati, 1738, in *Haller Collect.*, tom. V, pag. 349.
[2] Hertz ; De fun. umb. Helmst., 1767, § 25, pag. 39.
[3] Corn. Soling., trad. allem. Wittemberg, 1712.

sont si obscures et surtout si incomplètes que l'on ne peut affirmer qu'il s'agisse bien là de cas d'insertion vélamenteuse.

C'est à Henri-Auguste Wrisberg [1] que revient l'honneur d'avoir le premier décrit, en 1773, l'implantation vélamenteuse, d'en avoir esquissé ses caractères anatomiques, d'en avoir signalé sa rareté et d'en avoir tiré des conclusions pratiques. Il conseille aux accoucheurs et accoucheuses de ne pas trop tirer sur le cordon lorsque celui-ci s'insère sur les membranes, et les prévient de l'hémorrhagie rapidement mortelle pour le fœtus que peut entraîner ce genre d'implantation lors de la rupture de la poche des eaux. « Monendæ primô essent obstetrices in »trahendo fune æque incautæ ac in eodem abrumpendo felices, »ne propter hunc casum metuendum funiculum traherent. »

Sandifort [2] reprit la même étude en 1778, découvrit un nouveau cas d'insertion vélamenteuse et fit suivre son observation de détails anatomiques très précis. « Les membranes, dit-il, n'étaient rompues que dans le point qui, appliqué sur l'orifice utérin, avait livré passage au liquide amniotique et au fœtus. *Le cordon ne s'insérait en aucune façon sur le placenta*, mais il se terminait par l'extrémité dite placentaire *aux membranes mêmes de l'œuf*. Deux artères, une veine, composaient ce cordon. »

Vingt-trois ans plus tard, en 1801, Jean-Frédéric Lobstein [3], prosecteur à la Faculté de Médecine de Strasbourg, parfaitement au courant des travaux de Wrisberg et de Sandifort, publiait un travail assez complet, en insistant surtout sur les hémorrhagies graves auxquelles expose l'insertion vélamenteuse, au moment de la rupture des membranes.

[1] Comment. de secundinar. humanar. varietate, sect. I, Obs. II, in *Nov. comm. Societ. reg. scient.* Gottingue, tom. IV, 1773, pag. 63 et suiv.

[2] Observationes anatomico-pathologicæ, lib. II. Lugduni Bat., 1778, pag. 93 et suiv.

[3] Notice sur une disposition particulière des vaisseaux du cordon ombilical, tom. I. *Arch. de l'art des Accouchements*, publiées par Schweighaüser. Strasbourg, 1801, pag. 320.

En 1831, parut la Thèse de Benckiser [1]. C'est un résumé de tous les faits observés et publiés avant lui. Il met en doute les observations de Gravel et de Hertz, qui sont très obscures et qui ne sont pas concluantes. Mais en revanche il étudie avec beaucoup de soin les cas mentionnés dans les ouvrages de Wrisberg, de Sandifort, et les discute avec beaucoup de jugement. On est étonné cependant lorsqu'il dit : « Quamquàm funi-»culi insertio in velamenta jàm à veteribus observata est, nemo »tamen hemorrhagiæ illa ex causâ ortæ facit mentionem [2]. » Cette assertion de la part de Benckiser ferait croire qu'il est le premier à avoir signalé l'hémorrhagie, le plus souvent mortelle pour le fœtus, dans les cas d'insertion vélamenteuse. Mais trente ans auparavant Lobstein écrivait : « J'ignore si la rupture des membranes dans les quadrupèdes donne lieu quelquefois à des hémorrhagies graves; toujours est-il certain qu'une conformation pareille dans la femme peut être funeste à l'enfant, surtout si la plupart des vaisseaux ont un diamètre égal à celui du tronc qui leur a donné naissance [3]. »

Depuis cette époque, beaucoup d'accoucheurs ont publié des cas isolés d'implantation vélamenteuse du cordon. Tels sont ceux de Valette (de Lyon), Crédé, Bailly, etc. Nous ne faisons que les mentionner.

En 1867, Schultze [4], étudiant de nouveau la question de l'insertion vélamenteuse, insistait surtout sur la dissociation des vaisseaux ombilicaux avant leur entrée dans le placenta, et tentait d'expliquer la pathogénie du phénomène en ayant recours aux lois de l'embryogénie normale. Il en est de même des efforts

---

[1] Robert Benckiser ; De hemorrhagia inter partum orta ex rupto venæ umbilicalis ramo. Thèse. Heidelberg, 1831.

[2] *Loc. cit.*, pag. 8. Heidelberg, 1831.

[3] *Loc. cit.*, pag. 320. Strasbourg, 1801.

[4] Insertio velamentosa, *(Jenaischer Zeitschrift fur medic. u. Naturv.*, 1867, cah. 2 et 3.)

tentés dans le même sens par Hüter et Hegar [1] et par Ruge [2].

Nous arrivons alors au travail de G. Chantreuil [3]. Celui-ci, dans sa Thèse d'agrégation de 1875, utilise toutes les publications qui ont été faites avant lui sur ce sujet et cherche à établir les bases d'un diagnostic. Pour lui, afin que l'implantation vélamenteuse soit perceptible au dehors et qu'on puisse la reconnaître, il faut que « l'insertion soit assez rapprochée de l'orifice du col pour que le doigt de l'explorateur puisse atteindre un gros tronc vasculaire; dans le cas contraire, l'insertion vélamenteuse ne peut être soupçonnée que par l'hémorrhagie ».

Dans la même année 1875, le Dr Edoardo Porro [4] publiait un nouveau cas d'insertion vélamenteuse, et Conrad [5] présentait un petit travail sur le même sujet à la Société médico-pharmaceutique de Berne.

En 1879, le Dr Jules Poullet (de Lyon) publiait dans les *Annales de Gynécologie* deux nouveaux cas d'insertion vélamenteuse, démontrait que cette anomalie était une cause de rupture prématurée des membranes et concluait en disant que l'on doit soupçonner une insertion du cordon sur les membranes, toutes les fois qu'une femme, en dehors de tout travail, perdait l'eau amniotique au cinquième ou sixième mois de la grossesse [6].

Enfin, en 1881, le Dr Thevenot publiait dans les mêmes *Annales de Gynécologie* une observation de double insertion véla-

---

[1] *Monatsschr. f. Geburst.*, tom. XXVIII, pag. 330.

[2] Quelques cas d'anomalie des vaisseaux du placenta, (*Beiträge zur Geburst. und Gynœkologie*, tom II, fasc. 1, 1872.)

[3] Des dispositions du cordon (la procidence exceptée) qui peuvent troubler la marche régulière de la grossesse et de l'accouchement. Thèse d'agrégation, 1875.

[4] *Annali universali de Medicina*, vol. 231, anno 1875.

[5] Insertion du cordon ombilical sur les enveloppes. Société médico-pharmaceutique de Berne, 2 novembre 1875. (*Corresp. Blatt. f. Schweiz Aerzte*, 1876, n. 18, pag. 542.)

[6] Implantation vélamenteuse du cordon, considérée comme l'une des causes de la rupture prématurée des membranes. '*Annales de Gynécologie*, 1879.)

menteuse du cordon dans un cas de grossesse gémellaire, et profitait de ce cas pour combattre la théorie de Schultze sur la pathogénie de cette anomalie [1].

Les traités classiques d'obstétrique, même les plus récents, mentionnent à peine l'insertion vélamenteuse du cordon, ou du moins ne consacrent que quelques lignes à son étude. Nœgelé et Grenser [2] ne font que citer quatre cas de rupture des membranes, avec hémorrhagie mortelle pour le fœtus. Chailly-Honoré [3] et Dulore et Lutaud [4] se contentent de signaler seulement cette même hémorrhagie consécutive à la rupture de la poche des eaux.

Telles sont, en résumé, toutes les publications qui ont été faites jusqu'à ce jour sur la question que nous nous sommes proposé d'étudier.

Pour notre compte, nous avons eu la patience de parcourir une à une toutes les observations prises à la Maternité de Marseille de 1840 à 1882, pour relever tous les cas d'insertion vélamenteuse qui se sont présentés durant ces quarante-deux années; nous les avons étudiés avec soin et nous venons aujourd'hui, dans ce petit travail inaugural, présenter les quelques conclusions que cette étude nous a permis de tirer.

[1] Double insertion vélamenteuse du cordon dans un cas de grossesse gémellaire. Causes de l'insertion velamenteuse. (*Annales de Gynécologie*, 1881, pag. 161.)

[2] Traité pratique de l'art des accouchements, trad. d'Aubinas, 1869,

[3] *Ibid.*, 1878, 6ᵉ édit.

[4] *Ibid.*, 1883.

CHAPITRE II.

FRÉQUENCE, ÉTIOLOGIE ET PATHOGÉNIE.

L'implantation vélamenteuse est une anomalie heureusement peu fréquente. D'après une statistique de Sickel, sur 502 accouchements, il ne l'aurait observée que trois fois, c'est-à-dire à peu près une fois sur 166 cas. Cornelius van Solingen, cité par Hüter, est arrivé à la proportion de 8 sur 1,000, ce qui fait une fois sur 125 cas. Dans une autre statistique, sur 1,835 cas observés et recueillis à la Maternité de Vienne[1], on n'aurait trouvé que 4 cas d'insertion vélamenteuse, ce qui donnerait la proportion de une fois sur 458 cas.

Le chiffre que nous allons donner, reposant sur un nombre d'observations beaucoup plus considérable que dans les trois statistiques précédentes, se rapproche sans doute plus de la réalité. Sur 7,158 accouchements qui se sont faits à la Maternité de Marseille de 1840 à 1882, c'est-à-dire pendant une période de quarante-deux ans, nous avons relevé et noté 48 cas d'implantation vélamenteuse, ce qui fait une proportion de 1 sur 149. Cette proportion, comme on le voit, diffère un peu de celle donnée par Sickel et de celle de Cornelius van Solingen, mais elle est loin de ressembler à celle basée sur la statistique de la Maternité de Vienne. D'après cette dernière, l'insertion vélamenteuse du cordon (une fois sur 458 accouchements) serait une véritable rareté obstétricale ; d'après la statistique que nous donnons (une fois sur 149 accouchements), on peut dire seulement que c'est une anomalie peu fréquente.

Les causes premières de l'insertion vélamenteuse du cordon sont encore bien peu connues.

[1] *Klinik der Geburtshulfe und Gynækologie.* Erlangen, 1852.

D'après Ruge [1], la grossesse gémellaire disposerait à ce genre de terminaison des vaisseaux du cordon. Nous n'en croyons rien, car sur les 48 cas d'insertion vélamenteuse que nous avons notés, nous n'avons trouvé que 7 grossesses gémellaires, ce qui donne la proportion de 1 grossesse gémellaire sur 7 grossesses simples dans les cas d'implantation du cordon sur les membranes.

Établissons maintenant une proportion par rapport à tous les cas de grossesse gémellaire. Pendant la période comprise entre 1840 et 1882, nous avons compté à la Maternité de Marseille 70 accouchements gémellaires; sur ce nombre il y en a eu 7 seulement dans lesquels le cordon s'insérait sur les membranes, ce qui donne la proportion de 1 sur 10.

Les grossesses antérieures ne paraissent pas non plus avoir d'influence. Dans le petit tableau que nous donnons, il y a presque autant de primipares que de multipares.

Sur 48 cas d'insertion vélamenteuse
- 22 primipares.
- 26 multipares.
  - 12 à la 2e grossesse
  - 4 à la 3e —
  - 2 à la 4e —
  - 3 à la 5e —
  - 1 à la 6e —
  - 1 à la 7e —
  - 2 à la 9e —
  - 1 à la 11e —

Sur les 7 cas de grossesse gémellaire avec insertion vélamenteuse, on a eu affaire une fois à une primipare et six fois à des multipares.

La présentation du vertex et la première position paraissent être les plus fréquentes. Sur les 41 cas de grossesse simple, nous avons observé :

30 fois la présentation du Vertex (1re position).
8 — — 2e —
2 — du Pelvis 1re —
1 — de l'Épaule gauche (1re position).

Loc. cit.

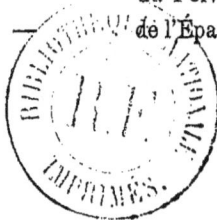

Dans les 7 cas de grossesse gémellaire, nous avons observé les présentations et positions suivantes :

PREMIER FŒTUS.		DEUXIÈME FŒTUS.	
1er cas..	Vertex (1re position).	Pelvis (1re position).	
2e —...	Vertex (2e position).	Vertex	—
3e —...	—	—	—
4e —...	Enfant putréfié	Vertex (2e position).	
5e —...	Vertex (1re position).	—	—
6e —...	—	—	Vertex 1re position).	
7e —...	—	—	Pelvis	—

Il résulte de tout ceci que ce sont les présentations du vertex, et, dans celles-ci, les premières positions, qui sont les plus fréquentes. Thevenot, citant trois cas d'insertion vélamenteuse, et ayant eu trois pelvis, dit : « Ferai-je remarquer que ces trois insertions vélamenteuses très éloignées du placenta coïncidaient avec trois présentations du siège ? N'y a-t-il là qu'une simple coïncidence [1] ? » Oui, répondons-nous, il n'y a là qu'une coïncidence, puisque dans les 41 accouchements simples que nous avons signalés, nous n'avons compté que deux présentations du pelvis.

Pas plus que les grossesses antérieures, l'âge ne paraît avoir d'influence sur l'implantation vélamenteuse. Dans nos 48 cas,

1 fois la femme avait 40 ans.			
2 —	—	39	—
2 —	—	36	—
1 —	—	34	—
1 —	—	33	—
7 —	—	32	—
3 —	—	31	—
2 —	—	30	—
2 —	—	29	—
2 —	—	28	—
1 —	—	27	—

[1] Loc. cit

4 fois la femme avait 26 ans.

2 —	—	25 —
5 —	—	24 —
4 —	—	23 —
3 —	—	22 —
2 —	—	21 —
1 —	—	19 —
2 —	—	18 —

D'après John Beale [1], dans les cas d'implantation vélamenteuse, le cordon s'enroule une fois sur cinq autour des parties fœtales. Nous n'avons trouvé dans nos observations que huit fois des circulaires autour du cou du fœtus, ce qui fait une fois sur 8 cas d'insertion du cordon sur les membranes. Voici quelle était la longueur du cordon dans ces 8 cas :

1. 57 centimètres (1 circulaire autour du cou).
2. 44 — —
3. 39 — —
4. 50 — —
5. 50 — —
6. 60 — (2 circulaires autour du cou).
7. 55 — —
8. 96 — (4 circulaires autour du cou).

Une seule fois nous avons constaté la présence d'un nœud sur le cordon : c'est dans une grossesse gémellaire. Le cordon avait 44 centim. de longueur ; il y avait 26 centim. du nœud au placenta ; 18 centim. du nœud au fœtus. Le poids de ce dernier était de 2,400 gram. seulement.

Nous avons étudié si l'insertion vélamenteuse avait quelque influence, à son tour, sur le sexe de l'enfant, et nous avons trouvé 26 garçons pour 29 filles, ce qui constitue une bien petite différence en faveur du sexe féminin.

Enfin nous avons cherché si elle avait quelque influence sur

[1] In *The Lancet*, 1857.

la durée du travail, et nous avons pu constituer le tableau suivant :

1º CHEZ LES PRIMIPARES.			2º CHEZ LES MULTIPARES.		
4 jours + 4 heures			13 heures 30		
23	—		14	— 15	(gr. gémel.)
25	—		5	—	
8	— 30		15	— 10	
20	—		1 jour + 12	—	
8	—		4	—	
10	— 15		17	—	
23	—		14	—	
11	— 30		1 jour + 2	—	
10	—		10	— 30	
9	—		28	—	
22	—		7	—	(gr. gémel.)
1 jour + 1	—		15	—	
2 jours + 9	—		6	— 30	
14	— 30		13	—	
21	—		1 jour + 2	—	
11	—	(gr. gémel.	13	—	
7	— 30		3 jours + 12	—	(gr. gémel.)
22	—		2 — + 2	—	—
6	—		1 — + 2	—	
1 jour + 2	—		1 — + 6	—	(gr. gémel.)
1 avortement.			1 — + 12	—	
			12	—	
			5	—	(gr. gémel.)
			9	—	
			2 jours + 4	—	

qui ne permet de rien conclure.

Maintenant, comment expliquer pathogéniquement l'insertion vélamenteuse du cordon ? Nous nous trouvons ici en présence de plusieurs théories que nous allons sommairement passer en revue.

La première est celle de Hüter [1] qui peut se résumer dans ces quelques lignes : Quand les vaisseaux allantoïdiens viennent se mettre en rapport avec la sérotine ou caduque inter-utéro-placentaire, l'insertion du cordon est normale et se fait sur le placenta ; quand, au contraire, c'est vers un autre point que se développent les vaisseaux, l'insertion est vélamenteuse. Cette théorie n'en est pas une selon nous, car elle n'explique absolument rien. Ce que Hüter aurait dû chercher, c'est la cause qui fait que tantôt les vaisseaux se rendent directement sur la sérotine, tantôt sur un point quelconque en dehors de celle-ci.

C'est ce que Schultze [2] a essayé de faire. Il s'est appuyé sur les lois de l'embryogénie pour expliquer comment il se fait que le plus souvent les vaisseaux vont droit au placenta, et quelquefois vont aboutir en un point quelconque sur les membranes. Pour lui, au début, les vaisseaux qui naissent de la vésicule allantoïde s'étendent sur tout l'ensemble des villosités choriales, en envoyant des prolongements qui vont aboutir à ces villosités. La membrane amniotique, se développant ensuite, engaîne tous ces vaisseaux, et alors deux phénomènes différents peuvent se passer : s'il ne s'est pas formé primitivement des adhérences entre la vésicule ombilicale et la face interne du chorion, le fœtus, dans sa rotation, force les vaisseaux extra-placentaires à converger en ligne droite vers le placenta ; si, au contraire, des adhérences entre la vésicule ombilicale et le chorion existent, la rotation du fœtus ne peut imprimer aux vaisseaux cette direction, ceux-ci restent insérés sur les membranes et l'insertion demeure vélamenteuse.

Ainsi, pour Schultze, l'insertion du cordon est toujours primitivement vélamenteuse ; celle-ci ne demeure définitive que parce que la gaîne amniotique n'a pas pu, au moment de la

---

[1] *Monatssch. f. Geburst.*, tom. XXVIII, pag. 330.
[2] Insertio velamentosa. (*Jenaischer Zeitschrift für medic.*, 1867.)

rotation du fœtus, ramener tous les vaisseaux sur le placenta, et elle ne l'a pas pu à cause de l'adhérence de la vésicule ombilicale avec le chorion ; c'est là précisément la base de toute la théorie de Schultze.

Thevenot [1] n'est pas de cet avis, et dans un petit travail qu'il a publié dans les *Annales de Gynécologie* à l'occasion d'un cas de double insertion vélamenteuse du cordon, il combat sur plusieurs points la théorie précédente. Pour lui, et en cela il est en contradiction complète avec Schultze, l'insertion sérotinienne ou placentaire primitive est la règle, l'insertion vélamenteuse l'exception, une déviation du type normal. Il admet bien cependant qu'une adhérence de la vésicule ombilicale avec le chorion puisse être une cause d'insertion vélamenteuse ; mais ce n'est point là la seule cause. « Ne comprend-on pas, dit-il, que l'orientation de l'embryon, que la présence de plusieurs embryons, en apportant une gêne, un obstacle au trajet de l'allantoïde jusqu'à la sérotine, n'amènent des adhérences anormales ? Car il est vraisemblable que, dès que le bourgeon allantoïdien touche le chorion, l'adhérence se produit, l'allantoïde s'étend aussitôt sur toute la surface interne, tandis que les vaisseaux ombilicaux se rendent séparément à la sérotine. On peut invoquer aussi l'existence d'une zone très vasculaire autre que la zone sérotinienne, devenant temporairement un centre d'attraction pour les vaisseaux ombilicaux. »

Comme on le voit, on est loin d'être d'accord sur la pathogénie de l'insertion vélamenteuse. C'est encore une question à étudier longuement, et il n'a pas appartenu à notre jeune intelligence de pénétrer les mystères d'un phénomène aussi curieux, sur lequel on n'a pu établir encore que des hypothèses. Nous nous contentons donc de les mentionner sans nous prononcer

[1] *Annales de Gynécologie,* 1881, pag. 161.

catégoriquement en faveur de l'une ou de l'autre. Cependant il nous semble que la théorie qu'a mise en avant Schultze est encore celle qui s'accommode le mieux avec les idées embryogéniques actuelles.

Remarquons, en passant, que dans les quelques lignes que nous avons citées de Thevenot, celui-ci semble donner comme cause d'insertion vélamenteuse « la présence de plusieurs embryons ». Nous avons dit plus haut notre opinion sur l'influence de la grossesse gemellaire sur le développement de l'implantation vélamenteuse.

DEUXIÈME PARTIE.

CHAPITRE PREMIER.

ACCIDENTS AUXQUELS L'IMPLANTATION VÉLAMENTEUSE EXPOSE LE FŒTUS.

I. Certains auteurs ont prétendu que l'implantation vélamenteuse du cordon était nuisible au développement du fœtus et amenait ainsi quelquefois une prédisposition à l'avortement, surtout dans les cas où l'insertion du cordon sur les membranes était très éloignée du bord placentaire, car alors la circulation est gênée en raison directe du parcours des vaisseaux ; bien plus, il y a à craindre, à mesure que le fœtus se développe, qu'une partie fœtale ne vienne comprimer les troncs vasculaires en un point quelconque du trajet qu'ils décrivent avant d'arriver au gâteau placentaire ; c'est là une cause possible de ralentissement, d'arrêt même de la nutrition du fœtus, et cette compression, si elle dure trop longtemps, peut devenir la cause déterminante d'un avortement ! C'est surtout Hüter qui a mis en avant cette théorie et qui s'en est fait le défenseur. « Comment se fait-il, dit Hüter, que dans certains cas le fœtus souffre, se développe mal et soit expulsé avant terme, tandis que dans d'autres il ne paraît nullement se ressentir de l'anomalie, naît vivant, ou périt foudroyé par l'hémorrhagie au moment de la rupture des membranes [1]. »

Cette théorie n'est pas admise par tout le monde. Crédé, en particulier, la réprouve. « Dans les insertions hors du placenta,

---

[1] *Loc. cit.*

dit-il, je n'ai jamais remarqué d'influence sur le développement des enfants[1]. »

Si la théorie de Hüter est vraie, c'est surtout, ce nous semble, dans les grossesses gémellaires que le fœtus doit souffrir le plus, car les chances de compression des vaisseaux y sont plus grandes, deux fœtus occupant un espace double dans l'utérus.

Nous avons étudié nos 48 cas d'insertion vélamenteuse à ce point de vue et nous avons fait deux tableaux qui donnent le poids des enfants au moment de la parturition ; en regard se trouve l'âge de la grossesse et la désignation du sexe. Le premier tableau renferme les 41 grossesses simples ; le second tableau les 7 grossesses gémellaires.

1° GROSSESSES SIMPLES.

AGE DE LA GROSSESSE.	POIDS.	AGE DE LA GROSSESSE.	POIDS.
9e mois......	3.625 garç.	9e mois.....	3.300 garç.
—	3.000 fille.	—	2.300 fille.
—	2.900 —	—	3.300 garç.
—	2.250 garç.	—	3.750 —
—	3.100 —	—	3.000 fille.
—	3.100 —	—	2.300 —
—	3.100 fille.	—	3.200 —
—	3.200 garç.	—	2.500 garç.
—	2.800 fille.	—	3.200 fille.
—	2.300 —	—	3.000 garç.
—	2.700 —	—	2.250 fille.
—	2.800 garç.	—	3.400 garç.
—	3.500 fille.	—	2.750 fille.
—	3.200 garç.	—	2.900 —
—	3.100 fille.	8e mois	2.400 —
—	2.700 fille.	—	2.600 garç.
—	2.500 garç.	—	2.200 fille.
—	3.350 fille.	—	2.100 garç.
—	2.900 —	—	2.150 —
—	3.250 garç.	—	2.350 —
		âge inconnu......	750 fille putréf.

[1] *Klinische Vortrage uber Gebursthulfe.* Berlin, 1853.

3

2° Grossesses gémellaires.

Age de la grossesse.	Poids.	Poids.
9ᵉ mois...........,.	1° 2.400 fille. —	2° 2.300 fille.
—	1° 1.100 garç. —	2° 950 fille.
—	1° 1.150 garç. —	2° 2.250 —
—	1° 1.850 fille. —	2° 2.000 garç.
8ᵉ mois...........	1° 520 — —	2° 1.150 fille.
—	1° 1.850 garç. —	2° 2.400 garç.
—	1° 2.000 — —	2° 1.920 —

Si nous considérons le premier tableau, nous voyons que dans toutes les grossesses à terme l'enfant est toujours venu au monde vigoureux, avec un poids dépassant toujours 2,200 gram. et bien souvent supérieur à 3,000 gram. Les grossesses de huit mois sont peu nombreuses et ont toutes donné des enfants relativement vigoureux. Il n'y a eu qu'un seul avortement à un âge de la grossesse inconnu : la mère était syphilitique.

Si nous passons au second tableau, nous remarquons deux cas de grossesse gémellaire dans lesquels un des fœtus est bien moins developpé que l'autre. Nous allons relater ces deux observtions et nous examinerons ensuite si nous ne pouvons pas trouver la cause de ce peu de développement dans le mode d'insertion du cordon.

OBSERVATION I (personnelle).

Catherine M..., âgée de 40 ans, enceinte pour la sixième fois, entre à la Maternité de Marseille le 9 août 1856, à 9 h. du soir. Toutes ses grossesses antérieures sont parvenues à terme, et actuellement elle est à la fin du neuvième mois de sa nouvelle grossesse. A son arrivée à la Maternité, elle souffre de douleurs très violentes; le col est effacé, les orifices sont ouverts, les membranes encore intactes, et à travers elles on sent une tête. Ses membres inférieurs sont infiltrés. Elle a souffert toute la nuit et est restée à peu près dans le même état jusqu'au lendemain à 4 heures, heure à laquelle les membranes se sont percées spontanément; il s'est écoulé une grande quantité d'eau, sans une goutte de sang, et aussitôt après, la femme a accouché d'un enfant qui s'est présenté en première position du vertex, garçon chétif, pesant 1,150 gram., mais né vivant.

Aussitôt après cette première parturition, on pratique le toucher, et on sent une nouvelle poche bomber. On la perce; il s'écoule encore une grande quantité d'eau, et la femme met au monde un second enfant, qui s'est présenté en première position du pelvis : fille, pesant 2,250 gram.

Ce second accouchement terminé, on a fait quelques tractions sur les deux cordons ombilicaux pour opérer la délivrance; mais, les placentas ne venant pas, on a attendu quelques instants. On a fait des frictions sur l'abdomen pour faire contracter l'utérus, et on a recommencé les tractions. Comme le premier cordon cédait, on n'a plus tiré que sur le second, et les placentas sont venus. Ils étaient adhérents par le bord de leur circonférence; le premier cordon avait 38 centim. de longueur et s'insérait sur les membranes; le second avait 40 centim. et s'insérait au centre du placenta.

Dans cette observation, nous remarquons que l'enfant le plus chétif est précisément celui dont le cordon ombilical était inséré sur les membranes. C'est un garçon, et son poids est moindre que celui de sa compagne, qui est une fille. Nous nous demandons donc si, dans ce cas, on ne pourrait pas admettre que c'est le mode d'implantation du cordon qui est cause du peu de développement du premier enfant.

OBSERVATION II (personnelle).

Insertion vélamenteuse du premier cordon ; nœud sur le second cordon.

Marie T..., âgée de 32 ans, est enceinte pour la cinquième fois. Ses grossesses antérieures ont toutes été à terme, excepté la quatrième, qui est parvenue au septième mois seulement; à la suite d'un grand effort qu'elle fit, elle eut une perte de sang assez abondante qui provoque son accouchement avant terme : l'enfant naquit vivant.

Elle entre à la Maternité de Marseille, pour sa cinquième grossesse, le 21 mars 1858; elle a eu ses dernières règles le 20 juin de l'année précédente : elle est donc à terme. Les douleurs ont commencé dans la nuit du 20 au 21 mars à 4 heures; les membranes se sont rompues à 11 heures 1/2, et à midi elle accouchait d'une fille chétive, pesant 1,850 gram., qui s'était présentée en première position du vertex.

Après ce premier accouchement, on sent par le toucher bomber une seconde poche. On la perce, et la femme met au monde un garçon, du poids de 2,400 gram., qui se présente en seconde position du vertex.

Il y avait deux placentas. Le premier cordon, d'une longueur de 37 centim., était inséré sur les membranes; le second cordon, d'une longueur de 44 centim., était inséré au centre du second placenta et présentait un nœud sur sa longueur; il y avait 26 centim. du nœud au placenta et 18 centim. du nœud au fœtus.

Comme dans la première observation, ne pouvons-nous pas admettre que c'est encore l'implantation vélamenteuse du premier cordon qui est cause du moindre développement du premier enfant?

II. On a dit, en second lieu, que l'implantation vélamenteuse affaiblissait la solidité du cordon et rendait ainsi sa rupture beaucoup plus facile lorsqu'on était obligé d'exercer sur lui des tractions, même très modérées, pour faire la délivrance. Rien n'est plus véridique et plus juste que cette assertion. Il n'est presque pas d'observations d'insertion vélamenteuse non diagnostiquée à l'avance, comme cela arrive presque toujours, où, quand il s'est agi de tirer sur le cordon pour extraire le placenta, on n'ait senti ce dernier céder et être prêt à se rompre. Pour notre compte, c'est là une remarque générale que nous avons faite en parcourant les quarante-huit observations qui forment la base de notre modeste travail, et nous en avons tiré cet enseignement : c'est que l'on devra toujours exercer des tractions très modérées sur le cordon, et s'arrêter dès que l'on sentira la faiblesse de celui-ci. Nous indiquerons plus loin, lorsque nous nous occuperons du Traitement, quelle est la méthode à laquelle on devra avoir recours pour extraire le placenta, quand on aura reconnu que l'on a affaire à une insertion vélamenteuse du cordon.

III. En troisième lieu, on a accusé l'insertion vélamenteuse d'être une cause de procidence du cordon, en alléguant cette raison : c'est que, rapprochant le cordon de l'orifice utérin, cette anomalie anatomique le prédispose à sa chute. C'est surtout Credé qui s'est fait le défenseur de cette opinion[1], et différents auteurs ont fait mention de cet accident dans leurs ouvrages. Nous en trouverons un exemple dans l'observation de Benckiser que nous rapportons plus loin.

Nous n'avons noté qu'un seul cas de procidence du cordon dans toutes nos observations; nous le retrouverons dans le paragraphe consacré à la Rupture prématurée des membranes. Il s'agissait d'une première présentation de l'épaule gauche, avec rupture prématurée des membranes et procidence du cordon. On fit la version ; le fœtus était mort, et on s'aperçut, à la délivrance, que l'on avait affaire à une insertion vélamenteuse du cordon.

Nous ne nierons donc pas le fait de procidence du cordon dans les cas d'implantation de ce dernier sur les membranes ; nous dirons cependant qu'il est très rare.

IV. De tous les accidents que peut entraîner l'insertion vélamenteuse du cordon, le plus redoutable, à coup sûr, est l'hémorrhagie, hémorrhagie le plus souvent mortelle pour le fœtus. Nous savons dans quelles circonstances et à quel moment elle apparaît : lors de la rupture de la poche des eaux, si cette rupture se fait sur les membranes au niveau de l'endroit où passent les vaisseaux, un de ces vaisseaux, la veine ombilicale surtout, peut être déchiré, et il en résulte aussitôt une hémorrhagie abondante qui le plus souvent amène la mort du fœtus.

Le premier cas de ce genre fut observé en 1830 à la clinique d'accouchements de Heidelberg, et a été rapporté par Benckiser.

[1] *Loc. cit.*

Cette observation est trop intéressante pour que nous ne nous croyions pas obligé de la transcrire ici en entier.

OBSERVATION III.

Une jeune femme de la campagne, âgée de 26 ans, fut admise à l'hôpital en novembre 1830. Le travail commença le 7 décembre à midi. A 3 heures, le col était dilaté de un pouce, et on pouvait facilement sentir la saillie formée par la poche des eaux. En explorant avec le doigt, on sentit une corde anormale égalant le volume d'une plume à écrire, qui, placée dans l'épaisseur des membranes, se portait d'arrière en avant et ne présentait aucun battement. Après la rupture de la poche, les eaux s'échappèrent et furent suivies de quelques gouttes de sang. La tête se trouvait dans l'excavation en première position, et on s'aperçut qu'une anse du cordon se trouvait placée entre elle et la symphise sacro-iliaque droite. On n'y sentait qu'une pulsation très faible. On essaya, mais vainement, de le repousser, et, le travail continuant avec activité, le professeur Nœgelé termina l'accouchement par le forceps. Quand on plaça la branche droite, il s'écoula une grande quantité d'eau mêlée de sang. Pendant les quatre heures qui s'étaient écoulées depuis la rupture de la poche jusqu'à la terminaison du travail, le sang n'avait cessé de couler ; la femme pouvait en avoir perdu 160 à 200 gram. La délivrance eut lieu une heure et demie après. L'enfant, pâle et décoloré, présentait encore quelques signes de vie, mais il mourut peu d'instants après. Il pesait 2,900 gram. On ne trouva à l'autopsie que des signes d'anémie ; tout prouva que l'hémorrhagie avait causé la mort du fœtus.

L'examen du délivre fit découvrir la source de l'hémorrhagie. Le placenta avait sa texture et sa forme habituelles. Les membranes étaient un peu dures et plus épaisses, et leur déchirure était tout ce qu'il fallait pour permettre la sortie du fœtus. Le cordon ombilical s'insérait sur les membranes à 6 centim. du rebord placentaire : à partir de ce point, les vaisseaux n'étaient point réunis, mais se séparaient en se ramifiant çà et là sur les membranes ; et après que ces diverses ramifications des artères et de la veine avaient parcouru à leur surface interne un trajet plus ou moins long, mais variable, pour chacune d'elles, depuis 4 centim. jusqu'à 27 centim., elles entraient dans le placenta, les unes par le centre, les autres par son bord.

Le premier rameau, naissant de la division de la veine ombilicale au point de son insertion dans les membranes, se portait à droite, parcourait un trajet considérable à leur surface interne et venait enfin se prolonger dans le bord opposé du placenta. C'est précisément sur le point de ce trajet le plus éloigné du placenta qu'a eu lieu la rupture des membranes ; cette rupture a dû nécessairement produire celle du rameau veineux que nous venons de décrire, et c'est à elle, sans aucun doute, qu'est due la perte qui a occasionné la mort de l'enfant, ainsi que le prouva l'autopsie. La chute du cordon n'est pour rien, en effet, dans cette mort, car dans ce dernier cas les symptômes de congestion sont ceux que fournit l'ouverture du cadavre [1].

L'observation suivante, qui est due au Dr Panis, professeur d'accouchements à l'École de Médecine de Reims, est tout aussi curieuse et instructive que la précédente, et nous la transcrirons aussi en entier.

OBSERVATION IV.

Mme H... (de Reims), âgée de 36 ans, a eu quatre enfants. Les couches ont été très heureuses, et ses enfants sont tous nés vivants et très forts. Sur le point d'accoucher du cinquième, Mme H... me fit appeler le 17 janvier dernier à 6 heures du matin. J'appris à mon arrivée que les eaux s'étaient écoulées à 5 heures, et qu'au moment de la rupture des membranes il s'était écoulé du sang avec les eaux. Les mouvements de l'enfant s'étaient fait sentir la veille jusqu'au soir. Mme H... avait dormi toute la nuit, et ne s'était éveillée qu'au moment de la rupture des membranes. Je pratiquai le toucher et je trouvai, le sommet de la tête en occipito-iliaque gauche postérieure, une dilatation de 3 centim. Le travail marcha d'une manière régulière, mais un peu lente ; l'écoulement de sang continua, mais avec peu d'abondance, et à 10 heures du matin Mme H... mit au monde un enfant mort qui se dégagea en position antérieure.

Étonné de la mort de cet enfant, dont la face était peu colorée, dont le développement était parfait, et dont les mouvements n'avaient cessé d'être sentis jusqu'au moment où la mère s'était endormie, je cherchai la cause de cet accident, et je la trouvai dans le cordon om-

[1] Benckiser : *loc. cit.* Heidelberg, 1831.

bilical, aussitôt que j'eus extrait le placenta. En effet, ce cordon était inséré sur les membranes, à 8 centim. du placenta ; les vaisseaux qui le constituaient s'étaient séparés, rampaient dans les membranes et venaient se rendre à la circonférence du placenta. C'était précisément en cet endroit que les membranes elles-mêmes avaient été rompues. Je conclus dès lors que la mort était due à l'hémorrhagie causée par la rupture du vaisseau veineux, et je m'expliquai alors pourquoi cet écoulement de sang avait commencé au moment même de la rupture des membranes.

Plusieurs autres cas analogues à ceux de Benckiser et de Panis ont été publiés ; ce sont ceux de Ricker [1] et de Hecker [2]. Nous ne faisons que les mentionner.

Dans les 48 cas d'insertion vélamenteuse du cordon qui ont eu lieu, de 1840 à 1882, à la Maternité de Marseille, nous n'avons trouvé qu'une seule observation de mort de fœtus occasionnée par une hémorrhagie survenue au moment de la rupture des membranes. Nous sommes heureux de mettre ce cas à la suite de ceux que nous venons de rapporter. Il n'a jamais été publié.

OBSERVATION V (personnelle).

Magdeleine X..., âgée de 27 ans, primipare, arrive à la Maternité de Marseille le 1er novembre 1863. Elle a eu ses dernières règles en janvier de la même année ; elle est par conséquent dans le 9e mois de sa grossesse. Ses douleurs ont commencé le 1er novembre à 10 heures du soir. Elle a continué à souffrir toute la nuit et toute la journée du lendemain, et le 2 novembre à 8 heures du soir les membranes se sont rompues : il s'est écoulé une assez grande quantité d'eau mêlée de sang. Le col n'était pas encore bien dilaté ; le toucher et le palper abdominal faisaient reconnaître une présentation du vertex, mais on ne pouvait pas encore diagnostiquer la position, les parties fœtales étant encore très élevées ; l'auscultation faisait entendre la circulation fœtale à droite, assez rapide. Elle resta dans cet état jusqu'au 3 à 8 heures du matin, heure à laquelle l'orifice avait une dilatation de

[1] Voy *Siebold's Journ.*, tom. XII.

[2] Hecker ; *Klinik der Geburtsh.*, pag. 162.

2 centim. Il y avait toujours un écoulement sanguin, pas très abondant cependant. A midi, la dilatation était de 3 centim., et on pouvait, par le toucher, reconnaître une deuxième position du vertex. On entendait toujours les bruits fœtaux. A trois heures et demie, les douleurs reprennent de plus belle ; la femme accusait en même temps une vive douleur dans la fosse iliaque droite. A 5 heures, on ne sentait plus le bord postérieur de l'orifice du col, et à 6 heures la dilatation était complète. L'écoulement sanguin devient alors plus abondant et la circulation fœtale se ralentit. A 9 heures, l'accouchement avait lieu ; l'enfant se dégageait en deuxième position du vertex, et une grande quantité de caillots était expulsée après lui. La femme venait de mettre au monde une fille pâle, décolorée, mais dont le développement était parfait, puisque son poids était de 3,200 gram. Cet enfant ne donnait plus que quelques signes de vie ; quelques minutes après, il était mort.

On procéda à la délivrance dix minutes ou un quart d'heure après ; mais en faisant des tractions sur le cordon, celui-ci cassa. On fit alors des frictions sur le ventre pour faire contracter l'utérus, et aussitôt après on put saisir et attirer au dehors le placenta, qui était déjà dans le vagin.

Le placenta avait son aspect, sa forme et sa texture habituelles ; les membranes étaient un peu épaissies, et le cordon ombilical, qui avait une longueur de 60 centim., venait s'insérer sur elles à 4 ou 6 centim. du bord placentaire. A partir de ce point, les vaisseaux étaient séparés et entraient dans le placenta par des points différents. Enfin, en examinant l'endroit où s'était effectuée la rupture des membranes, on s'aperçut que cette rupture avait eu lieu précisément dans l'espace compris entre le point d'insertion du cordon sur les membranes et le bord placentaire, c'est-à-dire, au lieu de passage des vaisseaux ombilicaux, on avait trouvé l'origine et la cause de l'hémorrhagie : au moment de la rupture des membranes, un vaisseau avait été lésé, et l'enfant avait succombé à cette hémorrhagie.

Comme on le voit, cette observation est en tous points semblable à celle publiée par Benckiser. Elle en diffère en ce qu'il n'y a pas eu de procidence du cordon. Mais il n'y a aucun doute que la mort du fœtus ne soit survenue à cause de la déchirure d'un des vaisseaux, au moment de la rupture de la poche des eaux ; les raisons que nous donnons sont concluantes : l'enfant a vécu dans le sein de sa mère en parfaite santé jusqu'au moment où la femme a perdu ses eaux ; il a commencé à souffrir à partir de ce moment, parce qu'il perdait du sang petit à petit, et il est né mort ou prêt à mourir, parce que l'hémorrhagie avait duré longtemps et, partant, avait été trop abondante.

Heureusement les cas que nous venons de citer sont des exceptions : toute insertion vélamenteuse du cordon n'entraîne pas une hémorrhagie mortelle pour le fœtus. Dans la pluralité des cas, la rupture des membranes se fait en un point tel que les vaisseaux ombilicaux ne sont point intéressés, et la vie de l'enfant reste sauve. Cet accident ne s'est montré qu'une seule fois à la Maternité de Marseille, pendant une période de 42 ans, et les observations qui ont été données par les accoucheurs qui se sont occupés de la question sont très peu nombreuses. C'est dire que c'est un accident excessivement rare ; mais on doit toujours le redouter quand on se trouve en présence d'un cas d'insertion vélamenteuse du cordon, car il ne pardonne jamais.

Nous pouvons dès à présent, nous servant de nos propres observations, de celles de Benckiser et de Panis, et de quelques autres dont nous avons trouvé l'analyse dans les divers ouvrages de gynécologie et d'obstétrique, faire un peu d'anatomie pathologique et dire en quelques mots comment se comportent les vaisseaux du cordon, quel est l'état des membranes de l'œuf et du placenta dans les cas d'insertion vélamenteuse.

La longueur du cordon ne présente rien de particulier à signaler. Elle est à peu près la même que dans les cas où le cordon s'insère directement sur le placenta. Dans nos 48 observations, la longueur minimum a été 31 centim. et la longueur maximum 96 centim., comme on le verra dans le tableau ci-

après. Mais le cordon qui avait cette longueur de 96 centim.
formait quatre circulaires autour du cou de l'enfant.

1° Grossesses simples.

53 centim.	50 centim.	50 centim.	45 centim.
46 —	60 —	62 —	48 —
64 —	50 —	54 —	31 —
48 —	45 —	34 —	50 —
33 —	45 —	58 —	36 —
57 —	50 —	68 —	41 —
68 —	50 —	50 —	46 —
52 —	60 —	47 —	38 —
44 —	45 —	50 —	60 —
96 —(4 circul)	50 —	49 —	55 —
			66 —

2° Grossesses gémellaires.

	1er cordon.		2me cordon.	
1.	45 centimètres		36 centimètres.	
2.	42	—	45	—
3.	38	—	40	—
4.	31	—	39	—
5.	56	—	47	—
6.	33	—	26	—
7.	37	—	44	—

Dans la plupart des cas, les différents vaisseaux qui forment
le cordon demeurent réunis jusqu'au point d'insertion sur les
membranes ; ils se dissocient pour aller aboutir à des points
différents de la circonférence placentaire, soit en forme de fourche,
soit en forme de patte d'oie. Dans un cas signalé par le Dr Edoardo
Porro, l'insertion vélamenteuse n'avait ni la forme d'une fourche
ni celle d'une patte d'oie ; les vaisseaux qui concouraient à for-
mer le cordon présentaient dans leur parcours sur les membranes
la forme circulaire ; ils allaient se terminer sur deux points
opposés de la circonférence placentaire [1].

[1] *Annales de Gynécologie*, 1875, trad. de J. Fioupe, pag. 465.

Du côté du fœtus, le cordon peut s'insérer ailleurs que sur la face antérieure de l'abdomen. On a signalé des cas où cette insertion se faisait sur le cou, sur la poitrine, et même sur le crâne.

Quelquefois la bifurcation des vaisseaux ombilicaux se fait assez loin, avant l'insertion du cordon sur les membranes.

De même, la distance qui sépare le bord placentaire du point des membranes sur lequel se fait l'insertion du cordon est variable. Dans l'observation de Benckiser, cette distance était de 6 centim.; dans celle du Dr Panis, cette distance était de 8 centim.; dans l'observation que nous avons rapportée plus haut, elle était de 5 centim. environ. Enfin, dans le cas étudié par le Dr Edoardo Porro, le cordon s'insérait sur les membranes à 12 centim. du rebord placentaire. On voit par là que cette distance n'a rien de fixe ; on peut dire seulement qu'elle varie de 3 centimètres à 15 centim.

Wrisberg [1] a publié une observation dans laquelle le cordon se fixait sur les membranes au point exactement opposé au placenta. C'est le seul cas connu de ce genre.

Quand il y a deux placentas, en général un des cordons s'insère sur les membranes, l'autre sur le placenta lui-même ; les deux cordons peuvent cependant s'insérer tous les deux sur les membranes. Dans un cas de grossesse trigémellaire présenté par Depaul à l'Académie de Médecine en 1875, où le placenta ne formait qu'une seule poche, un des cordons s'insérait au centre du placenta, le deuxième sur son bord, et le troisième sur les membranes [2].

Le placenta a en général sa forme et sa texture habituelles, et dans les cas de grossesse gemellaire il y a presque toujours deux placentas distincts.

Les membranes sont toujours un peu épaissies au niveau du

[1] *Loc. cit.*
[2] Séance du 29 juin 1875.

point où se fait l'implantation du cordon ; quand on peut arriver par le toucher à ce niveau, on sent une certaine dureté que l'on ne trouve pas dans les cas d'insertion normale : cette sensation de dureté est donnée précisement par l'épaississement des membranes. On a quelquefois aussi, par le toucher, la sensation d'un cordon dur, pulsatile, sur la nature duquel il est impossible alors de se méprendre, comme dans l'observation de Benckiser.

Enfin, dans le cas particulier où l'implantation vélamenteuse à entraîné une hémorrhagie au moment de la rupture de la poche des eaux, lorsqu'on a fait la délivrance on trouve le placenta très pâle et le cordon ombilical à peu près exsangue.

Telles sont, résumées d'une façon très succincte, les différentes considérations que nous avions à faire au sujet de la disposition des vaisseaux du cordon et de l'état du gâteau placentaire dans les cas d'insertion vélamenteuse. Passons maintenant à l'étude d'un dernier accident que l'on a mis sur le compte de l'anomalie anatomique dont nous nous occupons : nous voulons parler de la rupture prématurée des membranes amenée par l'insertion vélamentense du cordon.

C'est le Dr Poullet [1] (de Lyon) qui a mis en avant cette opinion, et il l'appuie sur deux observations personnnelles que nous croyons nécessaire de transcrire en entier, pour pouvoir mieux nous rendre compte des diverses circonstances qui ont pu amener l'auteur à formuler sa théorie, et aussi parce qu'elles contiennent une ligne de conduite que nous pourrons suivre lorsque nous nous trouverons en présence d'un cas semblable. Nous discuterons ensuite l'hypothèse qu'il a bâtie pour expliquer le mécanisme de la déchirure de l'œuf.

---

[1] *Annales de Gynécologie*, 1879. Implantation vélamenteuse du cordon, considérée comme une des causes de la rupture prématurée des membranes.

OBSERVATION VI.

Mᵐᵉ C..., âgée de 22 ans, à sa troisième grossesse, me fit appeler après avoir perdu un verre d'eau ; la conception ne remonte qu'à cinq mois, l'odeur du liquide ne permet pas de le confondre avec un liquide venant de la vessie ; il n'y a aucune douleur et aucune dilatation. Cette perte de liquide se reproduit chaque jour une ou deux fois, soit le jour, soit la nuit, indépendamment de tout mouvement de la malade ; je recommande le repos rigoureux au lit et je conseille de temps en temps un lavement de laudanum et chloral pour s'opposer au début des contractions utérines.

La malade, intelligente et docile, se prête rigoureusement à ce traitement, qui ne dure pas moins de neuf semaines ; pendant tout ce temps, il ne s'est presque pas passé de jour où il n'y ait eu plusieurs serviettes complètement mouillées d'un flot de liquide amniotique qui me paraît coïncider avec de grands mouvements de l'enfant.

Enfin, lorsque les sept mois de grossesse furent passés, la malade se leva, sans cependant sortir de chez elle, et après deux ou trois jours les douleurs se déclarèrent et j'assistai à un accouchement absolument normal et assez rapide, en raison du faible volume de l'enfant ; la poche des eaux se forma, quoique peu considérable, et avant sa rupture, que je me gardai bien de produire, j'essayai de marquer la partie de l'œuf qui se présentait, espérant après la délivrance pouvoir reconstituer l'œuf et voir à quel niveau siégeait la déchirure primitive. Je supposais alors que cette perforation était assez élevée et que le liquide s'écoulait lorsqu'une nouvelle sécrétion avait élevé son niveau à une hauteur suffisante.

Pour arriver à avoir le point de repère désigné, je colorai mon doigt avec un peu de fuschine et je le portai sur l'œuf lorsque l'orifice fut bien dilaté, de façon à tracer sur les membranes un arc de cercle parallèle au rebord antérieur du col. Cette marque ne me servit absolument à rien, car la délivrance, très difficile, fut précédée de l'arrachement du cordon et de déchirures multiples des membranes.

Lorsque je procédai à la délivrance, et dès les premières tractions sur le cordon, je sentis une déchirure se produire ; malgré toutes les précautions possibles, il se rompit bientôt complètement et je dus faire une délivrance artificielle ; je décollai le placenta avec le bord cubital de la main, et j'eus bientôt toute la masse placentaire qui ne me permit aucun examen de l'œuf.

Mais en examinant l'extrémité déchirée du cordon, je fus frappé de voir les trois vaisseaux, de longueur très inégale, ramper séparément dans un fragment de membranes que je pus étaler comme un éventail assez étendu, et je reconnus, sans erreur possible, avoir affaire à une implantation vélamenteuse du cordon, ce qui m'expliqua cette déchirure facile des éléments séparés d'un cordon à sept mois de grossesse.

Je résolus alors de procéder autrement si jamais un cas semblable se présentait à mon observation.

La mère se remit simplement ; elle est assez heureuse pour avoir conservé cette petite fille, qui a incontestablement échappé à un des plus grands dangers qui puissent être encourus pendant la vie fœtale.

OBSERVATION VII.

Mme X..., âgée de 26 ans, est au commencement du sixième mois de sa troisième grossesse ; à la promenade, sans aucun malaise antérieur, sans effort anormal, elle est brusquement inondée par une grande quantité d'eau, elle éprouve un frisson prolongé, et son mari l'aide à rentrer et m'appelle en toute hâte, en l'absence du médecin habituel. Je fais prendre des lavements opiacés contenant aussi du chloral, et je conseille le décubitus horizontal rigoureux, qui m'avait si bien réussi chez ma première malade, deux ans auparavant. Cependant, malgré ma recommandation, malgré l'insistance du confrère qui donnait des soins habituels, cette malade ne peut se résigner à garder le lit ; sans toutefois sortir de chez elle, elle marcha presque constamment sans éprouver d'autre signe anormal que l'écoulement très souvent réitéré d'une grande quantité d'eau, sans jamais voir du sang et sans éprouver aucune douleur.

Lorsque, six semaines environ après la rupture de l'œuf, après quelques douleurs très légères et quelques efforts de défécation, je fus appelé en toute hâte pour constater une procidence du cordon. La dilatation de l'orifice était égale à une pièce de un franc ; les contractions étaient très faibles, les pulsations dans le cordon dénotaient un enfant vivant ; toute tentative de réduction reste infructueuse, et à mon grand regret je ne puis qu'assister, impuissant, à la mort de ce petit être. Les battements s'affaiblissent insensiblement et cessent environ deux heures après l'issue du cordon ; toutefois l'accouchement semble ne pas vouloir encore se produire, et ce n'est que dix heures plus tard que, les douleurs une fois établies, l'expulsion peut s'effectuer normalement.

Je suis alors en face d'un de ces cas de délivrance où je pense trouver un placenta à implantation vélamenteuse ; aussi ma conduite est absolument différente de celle tenue dans l'observation précédente : je ne fais aucune traction sur le cordon, j'attends près d'une demi-heure en faisant à diverses reprises l'expression de Credé ; j'obtiens ainsi le placenta, qui a été présenté à la Société de Médecine de Lyon et qui offre un bel exemple d'implantation vélamenteuse.

Remarquons que cette anomalie était, sinon absolument diagnostiquée d'avance, du moins très fortement soupçonnée, et cela en dehors de toute hémorrhagie, signe indiqué par les auteurs comme constituant à lui seul toute la séméiotique de cette maladie.

La malade se remit simplement en peu de jours.

Ce sont ces deux observations qui ont amené le Dr Poullet à penser que l'implantation vélamenteuse peut, entre autres causes étudiées avec tant de soin par mon collègue et ami le Dr Alezais [1], entraîner la rupture prématurée des membranes. Dans la première observation, cette rupture s'est effectuée vers le cinquième mois de la grossesse ; dans la seconde observation, elle s'est faite au commencement du sixième mois. Nous n'avons pas trouvé dans nos observations de cas où, le cordon s'insérant sur les membranes, la rupture de la poche des eaux se soit effectuée à un âge si peu avancé de la grossesse. Mais nous avons remarqué deux cas de rupture prématurée des membranes où nous n'avons pu mettre cet accident que sur le compte de l'insertion anormale du cordon. Ce sont ces deux observations que nous allons relater actuellement, à la suite de celles de de M. J. Poullet. Dans la première, la rupture des membranes s'est opérée spontanément dix jours avant la parturition ; dans la

---

[1] Thèse de Montpellier, 1882.

seconde, elle n'a eu lieu que cinq jours et demi avant l'accouchement.

OBSERVATION VIII (personnelle).

Première position de l'épaule gauche. — Rupture des membranes dix jours avant l'accouchement.—Procidence du cordon — Insertion vélamenteuse.

R... (Jeroline), âgée de 36 ans, tempérament très fort, est enceinte pour la seconde fois. Elle dit avoir éprouvé des maux de cœur, de fréquentes vomituritions pendant les trois premiers mois de sa grossesse et avoir eu une perte peu abondante pendant tout le temps. Le 26 septembre, à 8 heures du matin, elle se trouva inondée par une assez grande quantité d'eau ; elle se mit au lit, y resta au repos pendant quelques jours ; mais elle perdait souvent de l'eau, et cela à des intervalles plus ou moins réguliers. Le 5 octobre, à 6 heures du matin, les douleurs apparurent ; par le toucher vaginal, on sentait que l'orifice utérin avait déjà 3 centim. de dilatation, qu'il y avait une procidence du cordon, et que ce dernier ne donnait plus que quelques pulsations. De plus, on reconnut une position transversale du tronc, mais on ne put diagnostiquer encore la position. Les douleurs étant très faibles, la femme resta au repos jusqu'à 7 heures du soir, heure à laquelle on l'amena à la Maternité.

A son arrivée (5 octobre), la dilatation était à peu près complète, et il y avait une main en procidence. On diagnostiqua une présentation de l'épaule gauche en première position. Une anse du cordon était à l'extérieur et les douleurs étaient faibles. On procéda à la version, et la femme mit au monde une fille morte, pesant 2,250 grammes.

Un quart d'heure après, le col étant revenu sur lui-même, on fit la dilatation forcée pour pouvoir extraire le placenta ; on éprouva beaucoup de difficulté à cause de l'état spasmodique du col et des adhérences très fortes qui existaient entre la surface externe du placenta et la face interne de l'utérus, et on ne put extraire que quelques fragments placentaires. On laissa alors reposer la femme jusqu'à 10 heures du soir, heure à laquelle on introduisit la main dans l'utérus pour extraire ce qui restait du placenta. En examinant alors les membranes, on s'aperçut que l'insertion du cordon se faisait sur elles et non directement sur le placenta, et que le cordon avait une longueur de 66 centimètres.

4

OBSERVATION IX (personnelle).

Fort (Françoise), âgée de 23 ans, domestique, est enceinte pour la première fois. Elle a eu ses dernières règles dans le courant de juillet 1876 ; elle est par conséquent dans le neuvième mois de sa grossesse à son entrée à la Maternité, le 23 avril 1877. Elle avait perdu ses eaux le 20 avril à minuit ; elle s'était mise au lit de suite, et le lendemain à 8 heures du matin elle commence à sentir quelques petites douleurs ; ces douleurs n'avaient pas duré longtemps : elles étaient limitées à la région lombaire et n'étaient pas très fortes. Elle entra à la Maternité le 23 avril.

A son arrivée, l'orifice utérin était à peine entr'ouvert ; mais à l'aide du palper abdominal et du toucher, on reconnut que l'on avait affaire à une présentation du vertex. Le lendemain, la dilatation étant de 2 centim., on diagnostiquait une première position. Cependant les douleurs, qui avaient été relativement assez faibles jusqu'alors, apparurent avec plus d'intensité ; la femme souffrit toute la nuit. Le lendemain à 9 heures du matin, la dilatation était à peu près complète, et à midi, la femme mettait au monde un bel enfant, du poids de 3,400 gram., qui s'était dégagé en première position du vertex.

La délivrance s'effectua sans difficulté aucune un quart d'heure après la parturition ; mais, en examinant les membranes, on s'aperçut que le cordon, qui avait 58 centim., ne venait pas aboutir directement au placenta ; en d'autres termes, on avait affaire à une implantation vélamenteuse.

L'enfant mourut, deux jours après, de bronchite.

Dans les deux observations qui précèdent, la rupture des membranes s'est effectuée beaucoup plus tard que dans les deux cas signalés par M. Poullet ; mais nous attribuons, comme ce dernier, la rupture prématurée de la poche des eaux à l'insertion vélamenteuse du cordon, ne trouvant ici aucune autre cause qui puisse l'avoir produite. Mais, selon nous, cet accident est très peu fréquent, il est même très rare : depuis que M. Poullet a publié ses deux observations, nous n'avons trouvé aucun autre cas mentionné dans les journaux de médecine, et pendant une période de quarante-deux ans à la Maternité de Marseille nous n'avons relevé que les deux cas que nous avons cités, ainsi qu'on peut le voir par le tableau suivant, qui donne le temps qui s'est écoulé entre la rupture des membranes et la parturition.

45 m.	1 h. + 15 m.	1 h. + 15 m.
15 —	1 —	1 —
30 —	10 —	4 —
6 h.	4 —	10 m.
5 h. + 30 m.	2 —	5 h.
3 —	10 —	1 j. + 1 h. + 30 m.
1 —	15 —	15 —
16 —	10 —	2 h.
3 —	2 h.	45 m.
2 —	15 —	15 —
9 —	30 —	20 —
20 m.	13 h.	5 j. + 12 h.
5 —+ 30 m. 10 j.		10 —
1 —	3 —	3 —
15 m.	1 —	10 —
30 —	4 —	15 —

M. le Dr Poullet cherche ensuite à expliquer le mécanisme de la déchirure de l'œuf. Pour lui, avant toute dilatation du col, l'œuf étant partout adossé à la paroi utérine, il est difficile à une pression quelconque exercée sur les parois abdominales, même aux plus violents efforts de défécation, d'amener cette rupture. Tant que le col n'est pas dilaté, il n'y a que les mouvements actifs du fœtus qui puissent la produire, et de quelle façon ? En attirant à lui un point des membranes. « Cette traction éloigne-rait la paroi délicate de l'œuf de son support l'utérus ; les légè-res adhérences qui existent en ce point seraient facilement et insensiblement rompues. Entre l'œuf et l'utérus ainsi séparés, il se produirait alors un peu d'épanchement de sérosité, et les membranes, au lieu d'être adossées à un support résistant, se-

raient flottantes entre deux liquides ; si les tractions opérées sur
les membranes augmentaient de fréquence ou d'intensité, le
point tiraillé pourrait se déchirer ; on comprend même que, sans
nouvelle traction, un coup de pied de l'enfant dans la partie
flottante des membranes puisse parfaitement opérer la déchirure[1]. »

Et M. Poullet signale la brièveté du cordon ou tout au moins
des circulaires autour du cou de l'enfant comme conditions favo-
risant cette traction des membranes. Il ajoute ensuite que, les
mouvements actifs du fœtus étant l'agent principal du phénomène, la rupture prématurée des membranes ne s'observe
jamais avant le cinquième mois de la grossesse, époque à laquelle l'enfant commence seulement à remuer dans le sein de
sa mère, et il explique l'intermittence dans la sortie du liquide
amniotique qu'il a remarquée dans ses deux observations, en
disant que, lorsqu'une certaine quantité de liquide s'est écoulée,
« les parties flottantes de l'œuf viennent de nouveau s'adosser à
l'utérus et, faisant soupape, empêchent l'issue du liquide jusqu'à ce qu'un nouveau tiraillement du cordon écarte cette soupape et produise une autre issue du liquide[2] ».

Telle est, résumée en quelques lignes, la théorie que donne
M. Poullet pour expliquer le mécanisme de la rupture de la
membrane des eaux. Examinons-la attentivement et tâchons de
la discuter.

L'auteur nous dit d'abord qu'avant toute dilatation du col
les agents extérieurs, même les plus violents, ne peuvent que
difficilement amener la rupture de la poche des eaux, parce que
celle-ci fait corps avec l'utérus. Mais alors comment explique-
t-il les cas où, le cordon s'insérant directement au centre du placenta, il y a rupture des membranes et perte du liquide amnio-

[1] *Annales de Gynécologie*, 1879.
[2] *Loc. cit.*, 1879.

tique avant que le col soit dilaté, s'il ne les explique pas par un effort fait par la femme, soit en toussant, soit en voulant exécuter un mouvement difficile, etc. ?

En second lieu, M. Poullet nous dit que le fœtus, dans ses mouvements, attire à lui un point des membranes, et il met cette traction sur le compte de la brièveté du cordon, brièveté consécutive à des spirales enroulées autour du cou de l'enfant ; mais dans les deux observations qu'il a publiées, nous n'avons vu nulle part qu'il fût fait mention de brièveté de cordon ou de circulaires autour du cou, et dans les deux observations que nous avons rapportées, le cordon avait, dans un cas 66 centim., dans l'autre 58 centim., sans jamais de circulaires autour des parties fœtales, et cependant il y a eu rupture prématurée des membranes avant toute dilatation du col.

En troisième lieu, M. Poullet explique la déchirure par la fréquence ou l'intensité des tractions opérées sur les membranes, ou bien encore « par un coup de pied de l'enfant dans la partie flottante des membranes ». Pour ce qui est des tractions fréquentes et intenses opérées par les membranes, ce motif serait plausible et pourrait être donné s'il était démontré que le cordon eût toujours une brièveté réelle ou relative ; or cela n'a pas encore été signalée dans les observations de rupture prématurée des membranes avec insertion vélamenteuse du cordon. Bien plus, dans nos deux observations, la longueur du cordon, loin d'être amoindrie, était au contraire beaucoup plus grande qu'à l'état normal. Quant au coup de pied de l'enfant, nous ne pouvons pas l'admettre, du moins dans les deux observations de M. Poullet : au cinquième ou au sixième mois, un coup de pied de l'enfant peut-il avoir la force de percer les membranes, quelle forte que soit la traction opérée sur elles ? Ensuite, en admettant que ce soit un coup de pied de l'enfant qui produise la déchirure, il y aurait, ce nous semble, un peu d'hémorrhagie par déchirure de quelques petits vaisseaux, le coup portant précisément là où s'opère la séparation des vaisseaux du cordon ; et dans aucune des observations précédentes, pas plus celles de M. Poullet que les nôtres, il n'y a eu seulement une goutte de sang perdue au moment de la rupture de la poche.

Nous conclurons donc ce chapitre en rejetant absolument, l'hypothèse de M. Poullet, qui, d'après nous, n'a qu'un seul mérite, celui de son originalité ; l'implantation vélamenteuse du cordon n'en reste pas moins une prédisposition à la rupture prématurée des membranes, et c'est à M. Poullet que revient tout l'honneur de l'avoir signalé le premier.

CHAPITRE II.

DIAGNOSTIC ET PRONOSTIC.

Nous voyons, par tout ce qui précède et par les quelques observations que nous avons rapportées, que les symptômes de l'insertion vélamenteuse sont très obscurs, pour ne pas dire à peu près nuls. Aussi, dans l'immense majorité des cas, la grossesse arrive-t-elle à son terme et l'accouchement se fait-il presque toujours sans qu'on ait pu soupçonner seulement cette anomalie ; ce n'est que *post partum*, en examinant le placenta et les membranes, que l'on s'aperçoit de la terminaison anormale des vaisseaux du cordon ombilical. C'est là, du moins, la remarque que nous avons faite en lisant toutes nos observations d'insertion vélamenteuse ; dans aucun cas on n'en avait porté le diagnostic.

Avant toute dilatation du col, le diagnostic d'insertion vélamenteuse est à peu près impossible. Nous avons bien vu que quelquefois les vaisseaux dissociés du cordon ombilical peuvent être comprimés en un point quelconque de leur parcours à travers les membranes ; les battements du cœur fœtal s'affaiblissent alors et peuvent même disparaître complètement. Mais sont-ce là des données suffisantes pour porter un diagnostic précis ?

Dans les quelques réflexions dont il fait suivre ses deux observations de rupture prématurée des membranes consécutive à une insertion vélamenteuse du cordon, M. le Dr Poullet conclut en disant que, toutes les fois qu'une femme perdra l'eau amniotique à cinq ou six mois de grossesse, en dehors de tout commencement de travail, on devra toujours soupçonner cette anomalie anatomique. Mais nous avons dit combien ces cas de rupture prématurée des membranes étaient rares; par conséquent on aura rarement ce symptôme pour établir les bases de son diagnostic.

Après la dilatation du col, c'est-à-dire quand on pourra arriver avec le doigt jusque sur la poche des eaux, on diagnostiquera une implantation vélamenteuse toutes les fois que l'on sentira quelque part, dans l'épaisseur des membranes, la présence d'un cordon dur, ayant le volume d'une plume de corbeau et donnant des pulsations. D'après Scanzoni, ce serait là le seul symptôme valable et vraiment pathognomonique en l'absence d'hémorrhagie. Ce symptôme n'est pas très rare : dans l'observation de Benckiser que nous avons rapportée plus haut dans le chapitre des Hémorrhagies, on avait senti « une corde anormale » égalant le volume d'une plume à écrire, qui, placée dans » l'épaisseur des membranes, se portait d'arrière en avant ». Dans une observation de Hüter, on avait senti trois cordons pulsatiles.

Mais le symptôme qui a la plus grande valeur seméiotique est l'hémorrhagie survenant au moment de la rupture des membranes par suite de la déchirure d'un vaisseau. C'est là, d'après Chantreuil, le seul signe vraiment certain qui permette de diagnostiquer à coup sûr une implantation vélamenteuse du cordon.

En résumé :

1° On pourra soupçonner l'insertion anormale du cordon sur les membranes lorsque, en dehors de tout commencement de travail, on sera en présence d'une femme perdant les eaux, si on ne connaît aucune autre cause ayant amené la rupture de la poche des eaux.

2° On devra encore penser à une insertion vélamenteuse quand, avant le travail, on pourra sentir, par le col dilaté, un ou plusieurs cordons durs et pulsatiles.

3° On ne pourra porter sûrement le diagnostic d'insertion vélamenteuse que lorsque, au moment de la rupture de la poche des eaux, il se produira une hémorrhagie.

Le pronostic de l'implantation vélamenteuse varie suivant les cas. Le plus souvent, cette anomalie n'entraîne aucune conséquence fâcheuse et l'accouchement se fait régulièrement, comme dans un cas ordinaire, sans préjudice aucun pour le fœtus. Dans d'autres cas, heureusement les plus rares, elle l'expose à des dangers de plusieurs sortes. Ces dangers, nous les avons étudiés plus haut; ce sont : 1° une gêne dans la circulation, pouvant nuire à la nutrition du fœtus et empêcher de la sorte son complet développement; 2° la procidence du cordon, pouvant amener par sa compression la mort de l'enfant; 3° la rupture prématurée des membranes, avec toutes ses conséquences; 4° enfin une hémorrhagie, au moment de la rupture des eaux, qui pardonne rarement au fœtus.

Nous ajouterons, en terminant, que le pronostic pour la mère est sans gravité.

CHAPITRE III.

TRAITEMENT.

Il y a plusieurs indications à remplir :

1° Il y a rupture prématurée des membranes.

Dans ce cas, suivant la méthode suivie par M. le Dr Poullet (de Lyon) dans les observations que nous avons rapportées, il faudra tenir la malade rigoureusement au lit, lui donner des lavements opiacés avec du chloral et lui recommander le repos le plus absolu, pour prévenir un avortement imminent.

Le même repos forcé doit être rigoureusement prescrit toutes les fois que, le col étant dilaté, on aura senti, à l'aide du toucher, un ou plusieurs cordons pulsatiles sur les membranes épaissies et que l'on aura reconnu de la sorte avoir sûrement affaire à une insertion vélamenteuse du cordon, afin de retarder autant que possible la rupture de la poche des eaux ; on pourra même, à cet effet, employer un tampon en caoutchouc modérément rempli.

2° Il y a procidence du cordon après la rupture des membranes.

On devra tâcher de refouler bien haut dans l'utérus l'anse en procidence à l'aide des moyens connus, afin de prévenir sa compression, et, si l'on ne réussit pas, aussitôt que l'on sentira que les mouvements du fœtus s'affaiblissent, que les bruits du cœur deviennent sourds et surtout que les pulsations disparaissent dans l'anse du cordon en procidence, on devra se hâter de faire l'accouchement.

3° Il y a une hémorrhagie au moment de la rupture des membranes.

Il faudra se hâter, par tous les moyens possibles, de terminer l'accouchement, pour tâcher de sauver la vie à l'enfant; disons que malheureusement il est bien rare que l'enfant survive à un accident aussi redoutable.

4° Enfin, dans les cas d'insertion vélamenteuse du cordon, il arrive souvent qu'au moment de la délivrance le cordon se casse, même sous l'action de tractions modérées, et alors, ou il n'y a pas d'hémorrhagie consécutive, ou bien il y a hémorrhagie. Dans le premier cas, il n'y aura qu'à attendre : le placenta, sous l'influence des contractions utérines, finira par être expulsé tout seul. Dans le second cas, il faudra sans hésiter introduire la main dans l'utérus et extraire le placenta.

Mais toutes les fois que l'on saura avoir affaire à une insertion vélamenteuse du cordon, et que par conséquent on aura à craindre une hémorrhagie consécutive à la rupture du cordon, au lieu de tirer sur ce dernier, comme dans les cas ordinaires, au moment de la délivrance, il faudra effectuer celle-ci par la méthode de Credé, dite méthode d'*expression utérine*. Voici cette méthode telle qu'elle est décrite par l'auteur lui-même : « On embrasse à pleine main le fond de l'utérus, de manière que son fond et sa partie supérieure soient en contact avec la paume de la main placée transversalement. Celle-ci exerçant de haut en bas et d'avant en arrière une pression soutenue, grâce au point d'appui que prend sur sa face dorsale la main gauche qui vient augmenter son action, on sent, sous cette étreinte, le placenta et les membranes se décoller, puis s'engager comme un chiffon à travers l'orifice utérin; quelquefois même on le voit sortir tout d'un coup des parties génitales externes comme un noyau de cerise qu'on exprime entre le pouce et l'index; de là, le nom d'*expression utérine* donné à ce procédé. »

CONCLUSIONS.

L'implantation vélamenteuse du cordon est une anomalie peu fréquente, mais cependant pas très rare.

Ses causes premières sont encore bien peu connues et sa pathogénie est encore assez obscure.

Elle expose le fœtus à plusieurs accidents :

1° Elle peut nuire au développement du fœtus et crée de la sorte une prédisposition à l'avortement.

2° Elle peut être une cause de procidence du cordon.

3° Elle peut amener la rupture prématurée des membranes, avec toutes ses conséquences.

4° Elle peut entraîner, au moment de la rupture des membranes, une hémorrhagie mortelle pour le fœtus.

5° Enfin, elle affaiblit la solidité du cordon, et au moment de la délivrance elle peut être cause de sa rupture.

Les symptômes de l'insertion vélamenteuse sont le plus souvent nuls, et il est dès lors difficile d'établir les bases d'un diagnostic précis. Toutefois la rupture prématurée des membranes sans cause connue doit faire soupçonner cette anomalie; mais il n'y a que la sensation par le toucher d'un cordon dur et pulsatile sur les membranes épaissies, ou une hémorrhagie survenant au moment de la rupture de la poche des eaux, qui soient des signes à peu près certains d'une insertion vélamenteuse.

Le pronostic est toujours grave.

BIBLIOGRAPHIE.

GRAVEL. — De superfœtatione. Argentorati, 1738. (Haller Collect., tom. V, pag. 349.)

HERTZ. — De fun. umb. Helmst., 1767, ch. 25, pag. 39.

WRISBERG. — Commentat. de secundinar. humanar. varietate. (Nov. Comment. Societ. reg. scient. Gottingue, tom. IV, 1773, pag. 63 et suiv.)

SANDIFORT. — Observationes anatomico-pathologicæ, lib. II. Lugduni Bat., 1778, pag. 93 et suiv.

PORTAL. — Pratique des accouchements, 1793.

J.-F. LOBSTEIN. — Notice sur une disposition particulière des vaisseaux du cordon ombilical, tom. I. (Archives de l'art des Accouchements, publiées par Schweighaüser. Strasbourg, 1801, pag. 320.)

ROBERT BENCKISER. — De hemorrhagiá inter partum ortâ ex rupto venæ umbilicalis ramo. Thèse. Heidelberg, 1831.

JOHN BEALE. — In The Lancet, 1857.

HUTER. — Monatsschr.. f. Gebursts., tom. XXVIII, pag. 330.

RICKER. — Siebold's Journ., tom. XII.

HECKER. — Klinik der Geburts., pag. 162.

CREDÉ. — In Monatssch. f. Geburts, 1858.

JOULIN. — Traité complet d'Accouchements, 1866.

SCHULTZE. — Insertio velamentosa. (Jenaischer Zeitschruft für med. u. naturv., 1867, cah. 2 et 3.

HEGAR. — Monatsschr. f. Geburts.

CAZEAUX. — Traité théorique et pratique des Accouchements, 7ᵉ édit., 1867.

NOEGELÉ ET GRENSER. — Traité pratique de l'art des Accouchements, traduction d'Aubinas, 1869.

RUGE. — Quelques cas d'anomalie des vaisseaux du placenta. Beiträge zur Geburtshulfe und Gynäkologie, tom. II, fasc. I, 1872.

EDOARDO PORRO. — Annali universali di Medicina, vol. CCXXXI, anno 1875.

CONRAD.— Correspond. Blatt. f. Schweiz. Aerzte, 1876, n° 18, pag. 542.

CHANTREUIL. — Des dispositions du cordon (la procidence exceptée) qui peuvent troubler la marche régulière de la grossesse et de l'accouch. Thèse, 1875.

DEPAUL. — Séance de l'Académie de Médecine du 29 juin 1875.

CARL SCHRÖDER. — Traduit par Charpentier. Manuel d'Accouchements, 1875.

CHAILLY HONORÉ. — Traité pratique de l'art des Accouchements, 6ᵉ édit., 1878.

J. POULLET. — Annales de Gynécologie, 1879.

HILLE. — Arch. f. Gynäk., 1879.

THEVENOT. — Double insertion vélamenteuse du cordon dans un cas de grossesse gémellaire. —. Causes de l'insertion vélamenteuse. (Annales de Gynécologie, 1881, pag. 161.)

ALEZAIS. — De la rupture prématurée des membranes. Thèse Montpellier, 1882.

PERRAUD. — Gazette médicale de Lyon, tom. X, pag. 305.

CHARPENTIER. — Traité pratique de l'art des Accouchements, 1883.

DELORE ET LUTAUD. — Traité pratique de l'art des Accouchements, 1883.

LUCIEN PENARD. — Guide de l'accoucheur et de la sage-femme, 1883.

CAMPANA. — Dictionnaire des Sciences médicales. Art. Cordon.

S. TARNIER. — Dict. de Médecine et de Chirurgie pratiques.

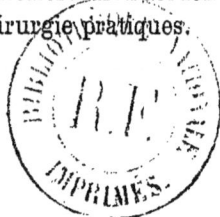

www.ingramcontent.com/pod-product-compliance
Lightning Source LLC
Chambersburg PA
CBHW050542210326
41520CB00012B/2676